中国医疗机构营养科建设蓝皮书

中国医师协会营养医师专业委员会 组织编写

齐玉梅 主 编

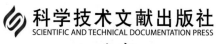

科学技术文献出版社
SCIENTIFIC AND TECHNICAL DOCUMENTATION PRESS

·北京·

图书在版编目（CIP）数据

中国医疗机构营养科建设蓝皮书 / 中国医师协会营养医师专业委员会组织编写；齐玉梅主编. — 北京：科学技术文献出版社，2021.5

ISBN 978-7-5189-7808-3

Ⅰ. ①中… Ⅱ. ①中… ②齐… Ⅲ. ①营养学—学科发展—研究报告—中国 Ⅳ. ① R151-12

中国版本图书馆 CIP 数据核字（2021）第 068267 号

中国医疗机构营养科建设蓝皮书

策划编辑：胡 丹 责任编辑：胡 丹 责任校对：王瑞瑞 责任出版：张志平

出 版 者	科学技术文献出版社
地 址	北京市复兴路15号 邮编100038
编 务 部	（010）58882938，58882087（传真）
发 行 部	（010）58882868，58882870（传真）
邮 购 部	（010）58882873
官 方 网 址	www.stdp.com.cn
发 行 者	科学技术文献出版社发行 全国各地新华书店经销
印 刷 者	北京地大彩印有限公司
版 次	2021 年 5 月第 1 版 2021 年 5 月第 1 次印刷
开 本	880×1230 1/32
字 数	48千
印 张	2.25
书 号	ISBN 978-7-5189-7808-3
定 价	68.00元

调研编写委员会

顾　　问　郭燕红　张雁灵

主　　任　齐玉梅

委　　员

齐玉梅　天津市第三中心医院

陈　伟　北京协和医院

李增宁　河北医科大学第一医院

朱翠凤　南方医科大学深圳医院

胡　雯　四川大学华西医院

王　建　陆军军医大学新桥医院

施万英　中国医科大学第一附属医院

葛　声　上海交通大学附属第六人民医院

赵长海　空军军医大学西京医院

马　方　北京协和医院

张　明　北京大学深圳医院

张　明　天津市第三中心医院

秘　　书

陈亚军　天津市肿瘤医院

肖慧娟　天津市第三中心医院

张广腾　天津市第三中心医院

王晶晶　天津市第三中心医院

刘文苑　天津市第三中心医院

王丽静　天津市第三中心医院

前　言

　　2007 年 1 月 23 日中国医师协会营养医师专业委员会成立，这是临床营养学科建设的里程碑，为全国营养科的标准化建设奠定了基础。2009 年在卫生部高度重视、中国医师协会及中国医师协会营养医师专业委员会的努力推动下，《临床营养科规范化建设与管理指南（试行）》发布，其对医疗机构营养科建设管理、执业范围、执业条件、质量管理、场所和仪器设备配置及专业人员技术和技能要求等提出了指导性意见。《三级综合医院等级评审标准（2011 版）》及《三级综合医院评审标准实施细则（2011 年版）》进一步明确了临床营养专业工作职责。在上述文件指导下，全国医疗机构营养科建设出现可喜发展势头，科室建设、设施设备、专业队伍、质量管理快速发展，各地临床营养诊疗工作水平有了明显提高。

　　虽然国内外医疗卫生事业和临床营养领域不断发展，但临床营养学科的科室及专科队伍建设、专业人才培养、营养诊疗能力等方面仍需要持续改进，发展中的相关问题亟待解决。目前，我国尚未开展全国规模的医疗机构营养科建设情况调研，亦无基础数据来描述上述相关问题。为摸底 2009 年《临床营养科规范化建设与管理指南（试行）》发布以来全国医疗机构营养科建设情况，受国家卫生计生委委托，中国医师协会营养医师专业委员会自 2016 年 1 月起对 24 个省（自治区、直辖市）的医疗机构进行现场调研和问卷调查，同时开展"营养科主任高级研修班"，组织医疗机构营养科主任进行营养科规范化建设研讨，共识专业内涵。

中国医师协会营养医师专业委员会对历时 3 年的调研数据及结果进行分析汇总,编制成《中国医疗机构营养科建设蓝皮书》,希望为今后制订临床营养相关政策、推动营养科建设规范发展、提高临床营养诊疗能力、保障医疗质量与安全提供基本信息。本次调研对未来促进营养诊疗与临床治疗相融合,全面建设"营养筛查、营养评估、营养诊断、营养治疗"为一体的临床营养诊疗型科室具有重要意义,为推动临床营养学科高质量发展助力。

本次调研项目得到了中国医师协会学术会务部李明霞主任的鼎力支持和帮助,在此表示感谢!同时感谢中国医师协会营养医师专业委员会,以及各省(自治区、直辖市)卫健委医政医管处、临床营养专业质控中心、学会/协会领导、临床营养专家和工作人员付出的努力和积极配合!

本书是首部展现我国临床营养科建设现状的报告,由于编撰经验尚有限,若有不妥之处,敬请指正。

齐玉梅

2020 年 1 月

目　录

第一部分

调研方法思路与
调研基本数据

中国医师协会营养医师专业委员会（以下简称"专委会"）进行的全国医疗机构营养科建设调研项目，是采用问卷调查和现场调研相结合的形式完成的。调查内容为营养科建设情况，包括医疗机构基本信息、科室建设与人员队伍、设施配备与工作制度、医疗工作与教学科研，以及医疗机构领导对营养科工作的认识、支持程度、规划安排及质量监管等。

一、问卷调查

问卷调查时间为 2016 年 1 月至 2018 年 9 月，与全国营养科主任高级研修班时间同步。采用专委会专家设计的《医疗机构临床营养科建设与管理情况调查表》，以中国医师协会文件形式发放，各省（自治区、直辖市）临床营养质量控制中心、临床营养学会/协会或专委会副主委、常委担任组织者，组织本辖区内医疗机构营养科负责人填写，由医疗机构医务部门审核，加盖公章。问卷填写后，由各省（自治区、直辖市）组织者统一将问卷收回邮寄至专委会秘书处，由专人进行数据整理，采用 EXCEL 软件，应用频数、构成比、均数、标准差等进行描述性统计分析，数据结果交专家组讨论分析。

二、现场调研

现场调研时间为 2016 年 1 月至 2019 年 10 月，与全国营养科主任高级研修班时间同步。调研对象为各省（自治区、直辖市）临床营养质量控制中心、临床营养学会/协会或专委会主委、常委推荐的本地区 2 ~ 4 家医疗机构，专委会专家实地深入营养科室和工作现场，并与医疗机构领导、营养科主任和营养专业人员展开座谈会。现场调研结束，由调研专家填写评估表，调研数据由专人应用 EXCEL 软件进行整理，采用频数、构成比进行描述性统计分析。

第二部分

调研结果与分析

第一章

问卷调查 —— 三级医疗机构

三级医疗机构实际发放问卷 669 份，收回 669 份，审核排除不合格问卷后，得到有效问卷 660 份，占 98.65%。其中包括三级公立医疗机构 643 份，三级民营医疗机构 17 份，分别来自北京、天津、河北、山西、内蒙古、辽宁、黑龙江、上海、江苏、浙江、福建、江西、山东、河南、湖北、湖南、广东、广西、重庆、四川、云南等 21 个省（自治区、直辖市）。

一、管理体制

数据显示，在 660 家三级医疗机构中，营养科归属于临床科室的有 134 家、医技科室的有 430 家、后勤科室（包括行政、职能、机关科室等）的有 96 家（表 2-1-1）。

表 2-1-1 三级医疗机构营养科体制归属

省（自治区、直辖市）	调查医疗机构数（家）	临床		医技		后勤	
		数量	比例	数量	比例	数量	比例
北京	30	4	13.33%	23	76.67%	3	10.00%
天津	36	14	38.89%	21	58.33%	1	2.78%
河北	30	9	30.00%	17	56.67%	4	13.33%
山西	22	4	18.18%	14	63.64%	4	18.18%
内蒙古	29	9	31.03%	13	44.83%	7	24.14%
辽宁	28	6	21.43%	14	50.00%	8	28.57%
黑龙江	20	5	25.00%	10	50.00%	5	25.00%
上海	27	5	18.52%	22	81.48%	0	0
江苏	35	6	17.14%	26	74.29%	3	8.57%
浙江	68	10	14.71%	48	70.59%	10	14.71%
福建	40	9	22.50%	18	45.00%	13	32.50%
江西	25	1	4.00%	21	84.00%	3	12.00%
山东	24	3	12.50%	19	79.17%	2	8.33%
河南	47	2	4.26%	33	70.21%	12	25.53%
湖北	27	9	33.33%	15	55.56%	3	11.11%
湖南	22	7	31.82%	12	54.55%	3	13.64%
广东	32	7	21.88%	19	59.38%	6	18.75%
广西	34	4	11.76%	29	85.29%	1	2.94%
重庆	18	2	11.11%	16	88.89%	0	0
四川	43	5	11.63%	32	74.42%	6	13.95%
云南	23	13	56.52%	8	34.78%	2	8.70%
总计	660	134	20.30%	430	65.15%	96	14.55%

随着现代医学的发展和临床服务需求的增加，临床营养学科正在经历着从营养保障型服务、营养技术型服务，到营养诊疗型服务的发展。营养科工作内容不再局限于原来简单的营养宣教、营养素计算、食谱设计、提供膳食，而是需要对患者进行营养状况评估，根据评估结果进行营养诊断，通过肠内营养、肠外营养、膳食营养来治疗营养相关性疾病。营养诊疗是临床诊疗工作中的基础组成部分，涵盖住院和门诊患者，涉及多学科、多病种救治中的营养代谢紊乱调整和重建，特别是对于危重症患者救治更为重要。从医疗机构管理层、医护人员到患者，都逐渐意识到营养诊疗工作不再是保障服务。加强对营养科工作及营养学科的认知，推动将营养科纳入临床科室的管理体制改革，是临床所需、发展所需，也是必然趋势。

二、人员配置

1. 概述

根据现代营养诊疗工作需要，营养科专业人员队伍建设应包括医师、技师及护士。《临床营养科建设与管理指南（试行）》（以下简称《指南》）第八条规定"临床营养科的人员配备和岗位设置应满足临床营养诊治流程及支持保障的需要。其中医师人数与医院床位数之比应至少为 1∶150，技师应按照与营养医师 1∶1 的比例配备，护士应不少于 3 人。营养病房护士的配置应当达到病房护士配置标准"。

《三级综合医院评审标准（2011 年版）》（以下简称《评审标准》）中要求"营养科具备与其功能和任务相适应的场所、设备、设施和人员条件。由有资质的人员从事临床营养工作"。4.23.1.1 细则要求"营养科需要配备与其规模相适应的（医师、技师、护士、厨师、护理员等）营养专业人员。营养医师具有执业医师资格，具备相应的基本技能"。

2. 营养科工作人员组成及学历

在 660 家三级医疗机构中，营养科工作人员 7806 人，其中营养医护技人员 3077 人，膳食护理员 2851 人，管理员 466 人，营养烹调师 1412 人；在营养科工作人员学历分布方面，博士研究生学历 123 人，硕士研究生学历 666 人，本科学历 1272 人，大专学历 686 人，其他学历 5059 人（图 2-1-1）。

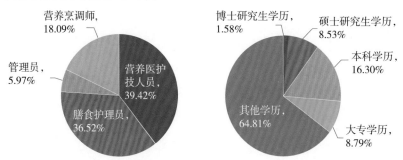

图 2-1-1　三级医疗机构营养科工作人员组成及学历

3. 营养医护技人员组成

在 3077 名营养科医护技人员中，有医师 1421 人、技师 965 人、护士 691 人；医师、技师比为 1.47 ： 1（图 2-1-2 及表 2-1-2）。

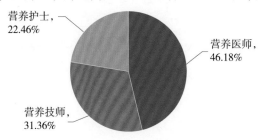

图 2-1-2　三级医疗机构营养医护技人员组成

表 2-1-2　三级医疗机构营养科医护技人员组成

省（自治区、直辖市）	医师	技师	护士	医技比（X∶1）	合计
北京	76	63	7	1.21	146
天津	95	71	22	1.34	188
河北	63	33	58	1.91	154
山西	36	40	40	0.90	116
内蒙古	86	44	68	1.95	198
辽宁	62	17	32	3.65	111
黑龙江	34	18	29	1.89	81
上海	114	99	6	1.15	219
江苏	69	47	36	1.47	152
浙江	98	102	52	0.96	252
福建	79	46	38	1.72	163
江西	27	18	24	1.50	69
山东	57	27	15	2.11	99
河南	116	95	38	1.22	249
湖北	65	30	28	2.17	123
湖南	53	20	29	2.65	102
广东	60	27	29	2.22	116
广西	57	43	18	1.33	118
重庆	28	36	18	0.78	82
四川	103	54	68	1.91	225
云南	43	35	36	1.23	114
合计	1421	965	691	1.47	3077

4.营养科医师

（1）执业类别

660家三级医疗机构中有543家配备营养医师（占82.27%），共1421人，平均（67.67±26.90）人/省、（2.15±2.17）人/医疗机构。其中包括临床类别执业医师（以下简称"临床医师"）853人（占60.03%），平均（40.62±15.16）人/省、（1.29±1.51）人/医疗机构；公共卫生类别执业医师（以下简称"公卫医师"）568人（占39.97%），平均（27.05±21.65）人/省、（0.86±1.43）人/医疗机构（图2-1-3）。

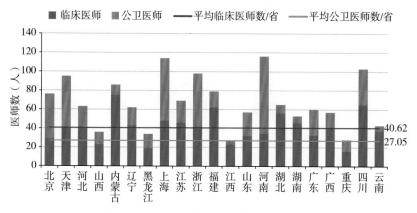

图2-1-3　三级医疗机构营养科医师数

数据显示，目前已形成以临床医师为主的专业队伍结构，这是因临床营养诊疗的需求而自然形成的专业人才结构，同时为今后营养诊疗的质量与安全和营养医师规范培养奠定了基础。

（2）营养医师职称

1421名营养医师中，正高级职称179人（占12.60%），副高级职称316人（占22.24%），中级职称490人（占34.48%），初级职称436人（占30.68%）。临床医师和公卫医师的职称情况如图2-1-4所示。

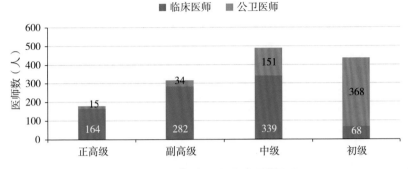

图 2-1-4　三级医疗机构营养科医师职称

（3）医床比

营养科医床比为医疗机构固定在岗（本院）营养科医师总数与同期医院床位数之比。配备医师的 543 家三级医疗机构，编制床位数 780 507 张，平均医床比为 1 ： 549.27，远低于 2009 年《指南》文件中要求的 1 ： 150 配备比例。如图 2-1-5 所示，医床比排名前 3 位的地区分别是上海（1 ： 220.84）、天津（1 ： 316.95）、北京（1 ： 333.11）。

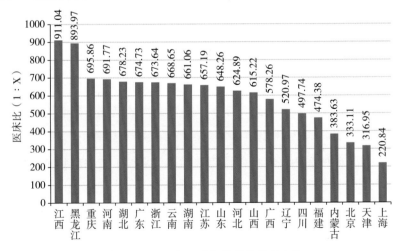

图 2-1-5　三级医疗机构营养科医床比

5.营养科技师

（1）技师数及职称

营养科技师包括配制技师、检验技师、烹调技师、管理技师，本次调查的"技师"指配制技师和检验技师。660家三级医疗机构中配备技师的有478家（占72.42%），共965人，平均（45.95±26.29）人/省、（1.46±1.47）人/医疗机构。其中正高级职称17人，副高级职称92人，中级职称348人，初级职称508人（图2-1-6）。

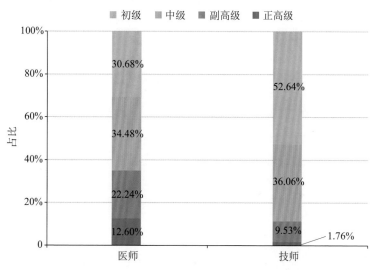

图2-1-6 三级医疗机构营养医师与营养技师职称

5.2 技床比

营养科技床比为医疗机构固定在岗（本院）营养科技师总数与同期医院床位数之比。配备技师的478家三级医疗机构，编制床位数689 993张，平均技床比为1∶715.02。如图2-1-7所示，技床比排名前3位的地区分别为上海（1∶272.47）、北京（1∶399.79）、天津（1∶401.04）。

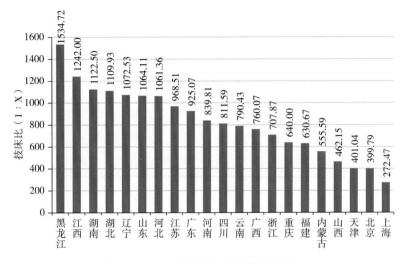

图 2-1-7　三级医疗机构营养科技床比

6. 护士

营养科护士包括营养病房护士和非营养病房护士。营养病房护士配备应按照营养病房实际床位数，参照临床科室护床比，与其比例相当。非营养病房护士应按照文件要求，不少于 3 人。660 家三级医疗机构配备护士的有 349 家（占 52.88%），共 691 人，平均（32.90 ± 17.33）人 / 省、（1.05 ± 1.65）人 / 医疗机构。其中，护士长 91 人，执业护士 600 人（图 2-1-8）。

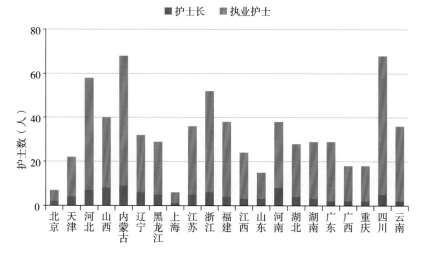

图 2-1-8 三级医疗机构营养科护士人数

三、制度建设

1. 工作核心制度

在 660 家三级医疗机构中，449 家有临床营养诊疗工作制度（占68.03%），491 家有临床营养诊疗技术操作规范（占 74.39%），466家有营养医嘱执行程序（占 70.61%），288 家有三级查房制度（占43.63%），499 家有肠内营养配制室工作制度（占 75.61%），164 家有肠外营养配制室工作制度（占 24.85%），429 家有医疗膳食配制室工作制度（占 65.00%），111 家有营养生化检验室工作制度（占16.82%）。详情见表 2-1-3 及表 2-1-4。

表 2-1-3　三级医疗机构营养科工作制度建立情况

省（自治区、直辖市）	营养诊疗相关工作制度		营养医嘱执行程序		临床营养诊疗技术规范和操作规程		三级查房制度	
	数量	比例	数量	比例	数量	比例	数量	比例
北京	26	86.67%	28	93.33%	26	86.67%	14	46.67%
天津	23	63.89%	24	66.67%	23	63.89%	9	22.50%
河北	29	96.67%	27	90.00%	27	90.00%	17	53.13%
山西	21	95.45%	18	81.82%	16	72.73%	17	50.00%
内蒙古	4	13.79%	17	58.62%	19	65.52%	17	56.67%
辽宁	23	82.14%	17	60.71%	19	67.86%	24	51.06%
黑龙江	3	15.00%	8	40.00%	10	50.00%	2	10.00%
上海	23	85.19%	22	81.48%	18	66.67%	13	48.15%
江苏	30	85.71%	28	80.00%	28	80.00%	9	40.91%
浙江	56	82.35%	47	69.12%	45	66.18%	17	48.57%
福建	4	10.00%	18	45.00%	24	60.00%	3	12.00%
江西	23	92.00%	13	52.00%	20	80.00%	11	39.29%
山东	22	91.67%	16	66.67%	17	70.83%	11	37.93%
河南	41	87.23%	35	74.47%	38	80.85%	8	33.33%
湖北	0	0	21	77.78%	24	88.89%	14	63.64%
湖南	2	9.09%	13	59.09%	14	63.64%	11	40.74%
广东	31	96.88%	28	87.50%	27	84.38%	22	51.16%
广西	32	94.12%	26	76.47%	26	76.47%	27	75.00%
重庆	16	88.89%	13	72.22%	15	83.33%	16	69.57%
四川	39	90.70%	28	65.12%	35	81.40%	15	22.06%
云南	1	4.35%	19	82.61%	20	86.96%	11	61.11%
合计	449	68.03%	466	70.61%	491	74.39%	288	43.64%

表 2-1-4　三级医疗机构营养科功能区制度建立情况

省（自治区、直辖市）	肠内营养配制室		肠外营养配制室		医疗膳食配制室		营养生化检验室	
	数量	比例	数量	比例	数量	比例	数量	比例
北京	21	70.00%	4	13.33%	28	93.33%	6	20.00%
天津	24	66.67%	15	41.67%	20	55.56%	9	25.00%
河北	27	90.00%	18	60.00%	24	80.00%	6	20.00%
山西	17	77.27%	7	31.82%	11	50.00%	5	22.73%
内蒙古	15	51.72%	11	37.93%	14	48.28%	11	37.93%
辽宁	18	64.29%	4	14.29%	17	60.71%	5	17.86%
黑龙江	5	25.00%	4	20.00%	4	20.00%	1	5.00%
上海	27	100.00%	6	22.22%	24	88.89%	3	11.11%
江苏	25	71.43%	11	31.43%	29	82.86%	8	22.86%
浙江	47	69.12%	9	13.24%	53	77.94%	4	5.88%
福建	25	62.50%	7	17.50%	24	60.00%	6	15.00%
江西	14	56.00%	4	16.00%	13	52.00%	2	8.00%
山东	19	79.17%	6	25.00%	14	58.33%	2	8.33%
河南	38	80.85%	10	21.28%	29	61.70%	8	17.02%
湖北	27	100.00%	8	29.63%	17	62.96%	6	22.22%
湖南	18	81.82%	7	31.82%	12	54.55%	4	18.18%
广东	25	78.13%	10	31.25%	23	71.88%	6	18.75%
广西	32	94.12%	8	23.53%	22	64.71%	5	14.71%
重庆	17	94.44%	2	11.11%	9	50.00%	1	5.56%
四川	38	88.37%	9	20.93%	31	72.09%	10	23.26%
云南	20	86.96%	4	17.39%	11	47.83%	3	13.04%
合计	499	75.61%	164	24.85%	429	65.00%	111	16.82%

2. 管理制度

660 家三级医疗机构中，468 家有医疗安全管理制度（占70.91%），541 家有食品安全管理相关制度（占81.97%），485 家有清洁消毒和医院感染管理监督制度（占73.48%），171 家有药品、肠内制剂及试剂管理制度（占25.91%），403 家有医疗设备保养维修管理制度（占61.06%）（图2-1-9）。

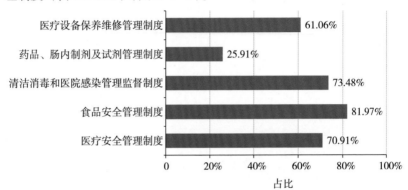

图 2-1-9　三级医疗机构营养科管理制度建立情况

3. 岗位职责制度

660 家三级医疗机构中，627 家配备营养科主任，579 家设有科主任职责；543 家配备医师，550 家设有医师职责；478 家配备技师，558 家有技师职责；349 家配备护士，453 家有护士职责。三级医疗机构岗位设置与职责制度建设对比如图2-1-10所示。

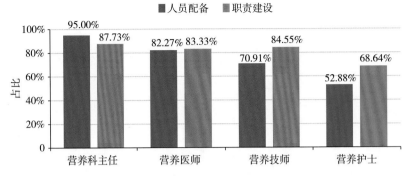

图2-1-10 三级医疗机构营养科人员岗位与职责设置比例

四、医疗工作

1.营养筛查

医疗机构对入院患者进行营养筛查的情况为660家三级医疗机构中，开展营养筛查工作的有515家（占78.03%），筛查患者2 377 936例/年（图2-1-11及图2-1-12）。

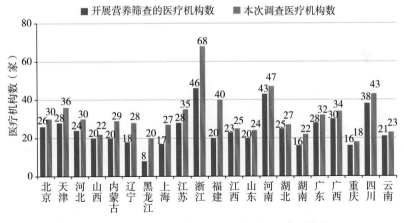

图2-1-11 开展营养筛查工作的三级医疗机构数

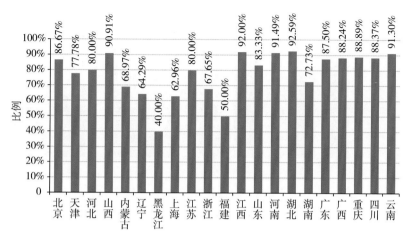

图2-1-12 开展营养筛查工作的三级医疗机构比例

按照临床诊疗流程，主诊医师应在患者入院第一时间进行营养筛查，从而尽早发现营养风险，减少营养不良漏诊率，并在筛查营养状况的同时，正确判断患者疾病严重程度，开具医嘱。营养科医师则进一步进行营养评估和营养治疗。但实际工作中进行营养筛查的人员如表2-1-5所示。

2. 营养评估

（1）营养生化检验

660家三级医疗机构中，设置营养生化检验室的有94家（占14.24%），其中由营养科功能设置的有21家，检验科的有65家，营养科和检验科共同设置的有2家，其他科室的有6家（包括中心实验室、临床技能中心、普外科等），详见图2-1-13及图2-1-14。归属营养科功能设置的营养生化检验室检测项目、检测设备详见图2-1-15及图2-1-16。

表 2-1-5　三级医疗机构营养筛查人员

省（自治区、直辖市）	调查医疗机构数（家）	临床医师	临床护士	营养科	临床医师+临床护士	临床护士+营养科	临床医师+营养科	临床医师+临床护士+营养科
北京	30	1	3	19	0	1	0	2
天津	36	4	1	17	2	2	2	0
河北	30	6	1	11	0	4	2	0
山西	22	4	4	12	0	0	0	0
内蒙古	29	2	2	8	1	4	1	2
辽宁	28	3	3	9	1	1	1	0
黑龙江	20	1	0	5	0	1	1	0
上海	27	1	3	8	0	4	1	0
江苏	35	2	5	16	0	2	1	2
浙江	68	3	13	23	0	4	1	2
福建	40	4	2	6	2	1	3	2
江西	25	4	3	14	1	0	1	0
山东	24	1	1	11	2	2	0	3
河南	47	2	8	21	1	5	3	3
湖北	27	2	11	1	0	6	0	5
湖南	22	3	3	6	0	3	0	1
广东	32	0	5	17	0	3	3	0
广西	34	3	1	21	0	2	3	0
重庆	18	2	2	9	0	1	2	0
四川	43	8	15	14	0	1	0	0
云南	23	2	1	14	1	1	1	1
合计	660	58	87	262	11	48	26	23
比例	/	11.26%	16.89%	50.87%	2.14%	9.32%	4.47%	5.05%

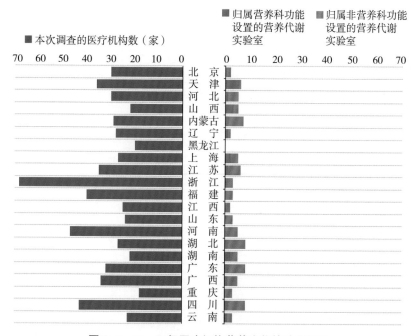

图 2-1-13　三级医疗机构营养生化检验室数量

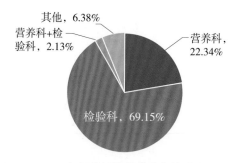

图 2-1-14　三级医疗机构营养生化检验室设置比例

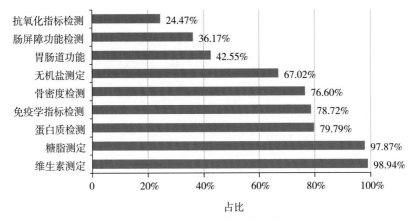

图 2-1-15 三级医疗机构营养生化检验室开设项目

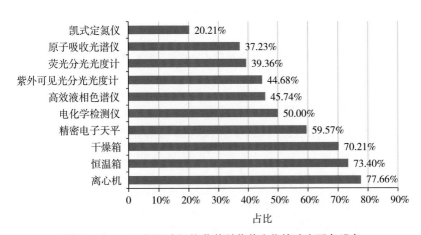

图 2-1-16 三级医疗机构营养科营养生化检验室配备设备

21

（2）人体测量与人体代谢检测

在 660 家三级医疗机构中，配备人体体成分分析仪的有 254 家，代谢车有 45 家，营养功能扫描仪有 7 家，身高体重计有 501 家，皮褶厚度计有 463 家，握力计有 362 家。归属营养科功能设置的人体代谢检测室有 41 家（图 2-1-17）。

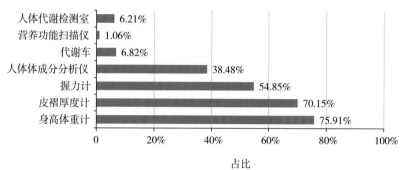

图 2-1-17　三级医疗机构人体代谢检测室和检测设备

3. 营养治疗

（1）肠内营养治疗

在 660 家三级医疗机构中，设置肠内营养配制室的有 502 家，归属营养科功能设置的有 443 家，其他 59 家配制室隶属于食堂、后勤、总务科等。营养科开具肠内营养治疗处方的有 378 家，年治疗 3 231 318 人次（表 2-1-6）。

（2）肠外营养治疗

在 660 家三级医疗机构中，肠外营养配制室共设置 222 家，归属营养科功能设置的有 45 家，其他 177 家隶属于药剂科或静脉配制中心、重症医学、外科、护理等。独立开具肠外营养治疗处方的有 70 家，年治疗 197 120 人次（表 2-1-7）。

表 2-1-6　三级医疗机构肠内营养治疗开展情况

省（自治区、直辖市）	调查医疗机构数（家）	肠内营养配制室		营养科功能设置		营养科开具肠内营养处方	
		数量	比例	数量	比例	数量	比例
北京	30	20	66.67%	12	40.00%	12	40.00%
天津	36	31	86.11%	30	83.33%	26	72.22%
河北	30	25	83.33%	24	80.00%	23	76.67%
山西	22	18	81.82%	18	81.82%	17	77.27%
内蒙古	29	15	51.72%	12	41.38%	12	41.38%
辽宁	28	19	67.86%	15	53.57%	9	32.14%
黑龙江	20	13	65.00%	10	50.00%	8	40.00%
上海	27	26	96.30%	25	92.59%	18	66.67%
江苏	35	24	68.57%	19	54.29%	15	42.86%
浙江	68	46	67.65%	36	52.94%	26	38.24%
福建	40	25	62.50%	18	45.00%	14	35.00%
江西	25	13	52.00%	9	36.00%	5	20.00%
山东	24	18	75.00%	16	66.67%	14	58.33%
河南	47	39	82.98%	39	82.98%	35	74.47%
湖北	27	26	96.30%	25	92.59%	21	77.78%
湖南	22	20	90.91%	19	86.36%	18	81.82%
广东	32	23	71.88%	20	62.50%	21	65.63%
广西	34	31	91.18%	28	82.35%	27	79.41%
重庆	18	16	88.89%	16	88.89%	15	83.33%
四川	43	33	76.74%	31	72.09%	22	51.16%
云南	23	21	91.30%	21	91.30%	20	86.96%
合计	660	502	76.06%	443	67.12%	378	57.27%

表 2-1-7　三级医疗机构肠外营养治疗开展情况

省（自治区、直辖市）	调查医疗机构数（家）	肠外营养配制室		营养科功能设置		营养科开具肠外营养处方	
		数量	比例	数量	比例	数量	比例
北京	30	4	13.33%	0	0	0	0
天津	36	18	50.00%	10	27.78%	4	10.00%
河北	30	20	66.67%	9	30.00%	4	12.50%
山西	22	9	40.91%	5	22.73%	3	8.82%
内蒙古	29	8	27.59%	0	0	8	26.67%
辽宁	28	6	21.43%	1	3.57%	4	8.51%
黑龙江	20	3	15.00%	2	10.00%	2	10.00%
上海	27	11	40.74%	1	3.70%	2	7.41%
江苏	35	14	40.00%	1	2.86%	8	36.36%
浙江	68	30	44.12%	1	1.47%	1	2.86%
福建	40	12	30.00%	0	0	1	4.00%
江西	25	7	28.00%	0	0	1	3.57%
山东	24	7	29.17%	1	4.17%	3	10.34%
河南	47	14	29.79%	2	4.26%	0	0
湖北	27	7	25.93%	0	0	5	22.73%
湖南	22	12	54.55%	1	4.55%	4	14.81%
广东	32	13	40.63%	6	18.75%	1	2.33%
广西	34	9	26.47%	2	5.88%	10	27.78%
重庆	18	6	33.33%	2	11.11%	2	8.70%
四川	43	4	9.30%	1	2.33%	6	8.82%
云南	23	8	34.78%	0	0	1	5.56%
合计	660	222	33.64%	45	6.82%	70	10.61%

（3）膳食营养治疗

660 家三级医疗机构中，设置医疗膳食配制室的有 533 家。其中归属营养科功能设置的有 125 家，其他 408 家隶属于外包公司、患者食堂、膳食科、总务、后勤等；开展称重膳食治疗的有 311 家，完成称重膳食 2 966 642 例 / 年（表 2-1-8）。

归属营养科功能设置的医疗膳食配制室中，开设窗口选餐的有 17 家（占 13.60%），床旁送餐有 88 家（占 70.40%），同时开设窗口选餐和床旁送餐有 20 家（占 16.00%）（图 2-1-18）。

数据显示，国内目前医疗膳食配制室仍属后勤管理的占相当比例，医疗机构目前缺乏对患者膳食的实际监管，未纳入医疗管理范畴，患者多自行选择用餐方式。

4. 营养病历书写

660 家三级医疗机构中，常规书写营养诊疗病历的有 467 家（占 70.76%），书写病历 94 504 份 / 年，按营养医师 1421 人计，人均书写病历 66.41 份 / 年（图 2-1-19）。

需关注的是，还有 50% 以上的单位未建立三级营养医师查房制度，30% 的单位常规书写营养诊疗病历未进入规范管理，执行文件中对于三级查房和病历书写的相关规定，是临床营养诊疗工作快速发展后的必然要求，也体现了营养科专业人员的专业工作能力。

表 2-1-8　三级医疗机构膳食营养治疗开展情况

省（自治区、直辖市）	调查医疗机构数（家）	医疗膳食配制室		营养科功能设置		称重膳食	
		数量	比例	数量	比例	数量	比例
北京	30	30	100.00%	10	33.33%	26	86.67%
天津	36	29	80.56%	19	52.78%	24	82.76%
河北	30	26	86.67%	4	13.33%	13	50.00%
山西	22	17	77.27%	3	13.64%	9	52.94%
内蒙古	29	16	55.17%	5	17.24%	7	43.75%
辽宁	28	19	67.86%	4	14.29%	10	52.63%
黑龙江	20	11	55.00%	0	0	1	9.09%
上海	27	27	100.00%	13	48.15%	25	92.59%
江苏	35	31	88.57%	3	8.57%	20	64.52%
浙江	68	66	97.06%	7	10.29%	45	68.18%
福建	40	35	87.50%	9	22.50%	19	54.29%
江西	25	21	84.00%	1	4.00%	7	33.33%
山东	24	18	75.00%	1	4.17%	6	33.33%
河南	47	32	68.09%	10	21.28%	18	56.25%
湖北	27	20	74.07%	5	18.52%	12	60.00%
湖南	22	15	68.18%	3	13.64%	4	26.67%
广东	32	27	84.38%	6	18.75%	17	62.96%
广西	34	28	82.35%	8	23.53%	16	57.14%
重庆	18	12	66.67%	4	22.22%	5	41.67%
四川	43	35	81.40%	9	20.93%	17	48.57%
云南	23	18	78.26%	1	4.35%	10	55.56%
合计	660	533	80.76%	125	18.94%	311	58.35%

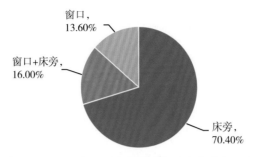

图 2-1-18　三级医疗机构营养医疗膳食送餐形式

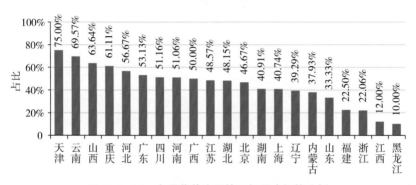

图 2-1-19　书写营养病历的三级医疗机构比例

5. 三级医师查房及营养会诊

660 家三级医疗机构中，建立三级医师查房制度的单位有 288 家（占 43.64%）（图 2-1-20）。512 家承担院内营养诊疗会诊（占 77.58%），会诊 392 370 例 / 年。393 家参加全院大会诊（占 59.55%），会诊 9236 例 / 年。130 家承担院外营养诊疗会诊（占 19.70%），会诊 2061 例 / 年（图 2-1-21）。

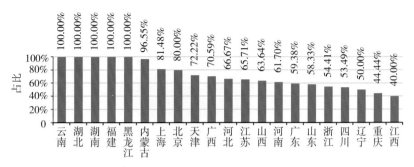

图 2-1-20　建立三级医师查房制度的医疗机构比例

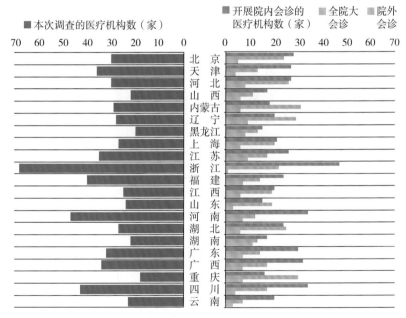

图 2-1-21　承担营养会诊工作的三级医疗机构数量

6. 营养门诊及病房

660 家三级医疗机构中，营养门诊有 526 家（占 79.70%），其中配备专用诊室有 359 家（占 68.25%）。出诊营养医师 1059 人，每医师平均出诊 1.87 次 / 周，每出诊接诊患者 5.03 人次。设置营养病房的有 23 家（占 3.49%）（图 2-1-22）。

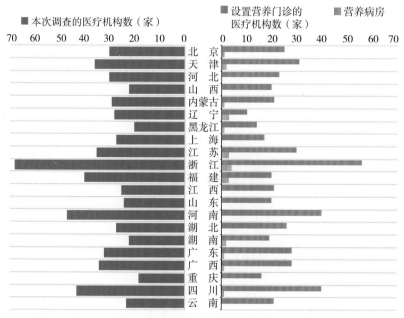

图 2-1-22 三级医疗机构营养门诊及营养病房建设

7. 营养诊疗专科收费

660 家三级医疗机构中，已进行临床营养诊疗收费的单位有 394 家（占 59.70%），列入医院收费系统的单位有 384 家（占 58.18%）（图 2-1-23）。

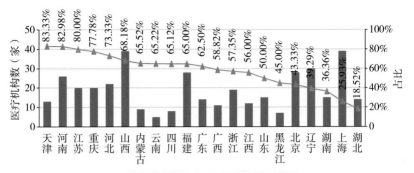

图 2-1-23 开展营养诊疗收费的三级医疗机构数量及比例

五、教学与科研

1.临床营养教学、培训

660 家三级医疗机构中，267 家承担高等医学院校临床营养教学任务（占 40.45%）；239 家接收临床营养专业人员进修学习（占 36.21%）；167 家开展临床营养继续医学教育项目（占 25.30%）（表 2-1-9）。

2.临床营养科研

（1）科研及课题级别

660 家三级医疗机构中，开展临床营养科研的有 234 家（占 35.45%）。近 3 年承担科研课题 399 项，其中国家级 32 项，省级 151 项，市院级 216 项（表 2-1-10 及图 2-1-24）。

表 2-1-9 三级医疗机构临床营养教学、培训开展情况

省(自治区、直辖市)	调查机构数(家)	高校教学		进修带教		继续医学教育	
		数量	比例	数量	比例	数量	比例
北京	30	7	23.33%	12	40.00%	9	30.00%
天津	36	34	85.00%	9	22.50%	4	10.00%
河北	30	12	37.50%	13	40.63%	8	25.00%
山西	22	6	17.65%	7	20.59%	5	14.71%
内蒙古	29	8	26.67%	14	46.67%	13	43.33%
辽宁	28	11	23.40%	22	46.81%	16	34.04%
黑龙江	20	15	75.00%	6	30.00%	3	15.00%
上海	27	22	81.48%	7	25.93%	8	29.63%
江苏	35	20	90.91%	5	22.73%	4	18.18%
浙江	68	14	40.00%	20	57.14%	9	25.71%
福建	40	4	16.00%	5	20.00%	6	24.00%
江西	25	6	21.43%	7	25.00%	4	14.29%
山东	24	21	72.41%	6	20.69%	7	24.14%
河南	47	6	25.00%	9	37.50%	7	29.17%
湖北	27	7	31.82%	10	45.45%	6	27.27%
湖南	22	14	51.85%	16	59.26%	8	29.63%
广东	32	9	20.93%	12	27.91%	10	23.26%
广西	34	10	27.78%	12	33.33%	9	25.00%
重庆	18	13	56.52%	10	43.48%	12	52.17%
四川	43	20	29.41%	32	47.06%	14	20.59%
云南	23	8	44.44%	5	27.78%	5	27.78%
合计	660	267	40.45%	239	36.21%	167	25.30%

表 2-1-10　三级医疗机构临床营养科研项目数及发表论文数

省（自治区、直辖市）	科研项目			论文		
	国家级	省级	市院级	总数	核心	SCI
北京	1	2	16	40	30	6
天津	1	3	7	61	24	4
河北	2	13	14	58	45	1
山西	1	6	10	28	14	1
内蒙古	0	5	3	43	11	0
辽宁	2	2	2	32	38	3
黑龙江	1	1	3	29	9	0
上海	6	20	25	49	32	15
江苏	4	7	17	62	42	8
浙江	2	18	27	55	33	9
福建	1	8	4	29	11	0
江西	0	8	5	27	5	2
山东	0	3	7	36	23	0
河南	2	7	19	84	36	8
湖北	2	1	9	28	7	0
湖南	0	2	5	15	10	0
广东	0	15	24	50	33	5
广西	1	11	0	46	26	1
重庆	3	2	5	32	17	7
四川	3	11	9	38	19	9
云南	0	6	5	41	19	0
合计	32	151	216	883	484	79

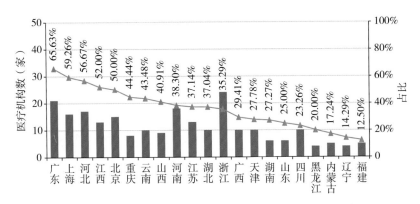

图 2-1-24 开展临床营养科研的三级医疗机构数量及比例

（2）论文发表

660 家三级医疗机构中，近 3 年内发表专业学术论文的有 359 家（占 54.39%），文章 883 篇，其中 SCI 收录论文 79 篇，核心期刊论文 484 篇（表 2-1-10 及图 2-1-25）。

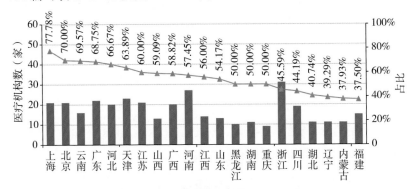

图 2-1-25 发表论文的三级医疗机构数量及比例

第二章

问卷调查 —— 二级医疗机构

二级医疗机构实际发放问卷 135 份，收回 135 份，审核排除不合格问卷后得到有效问卷 103 份，占 76.30%。其中包括二级公立医疗机构 98 份，二级民营医疗机构 5 份。调查对象分布于 17 个省（自治区、直辖市），包括北京、天津、山西、辽宁、黑龙江、上海、江苏、浙江、福建、江西、山东、河南、广东、广西、重庆、四川、云南。

一、管理体制

在 103 家二级医疗机构营养科中，22 家归属临床科室，63 家归属医技科室，18 家归属后勤科室（图 2-2-1）。

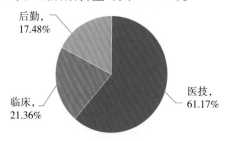

图 2-2-1　二级医疗机构营养科体制归属

二、人员配置

103家二级医疗机构中，营养科工作人员704人。其中营养医师90人，营养技师116人，营养护士73人，管理员44人，烹调师88人，配餐员293人。营养医师中临床医师61人，公卫医师29人。营养医师与技师中，正高级职称12人，副高级职称31人，中级职称72人，初级职称91人。营养医技比为1：1.29（图2-2-2及图2-2-3）。

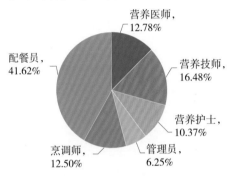

图2-2-2 二级医疗机构营养科人员组成

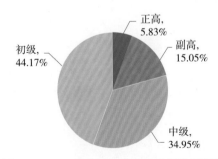

图2-2-3 二级医疗机构营养医师技师职称

三、医疗工作

1. 营养筛查与营养评估

103家二级医疗机构中，62家开展营养筛查（占60.19%）。3家建立营养生化检验项目（占 2.91%），由医院检验科完成检测。

2. 营养治疗

肠内营养治疗工作方面，103 家二级医疗机构中，建立肠内营养配制室的有 56 家，其中 46 家为营养科功能设置，其他为膳食科或产科设置，营养科开具肠内营养处方的有 48 家，完成肠内营养治疗 174 448 例 / 年。

肠外营养治疗工作方面，建立肠外营养配制室的有 28 家，其中 4 家为营养科功能设置，营养科开具肠外营养处方的有 6 家，完成肠外营养治疗 3425 例 / 年。

膳食营养治疗方面，建立医疗膳食配制室的有 41 家，其中 18 家为营养科功能设置，开展称重膳食的有 26 家。

详细数据见图 2-2-4。

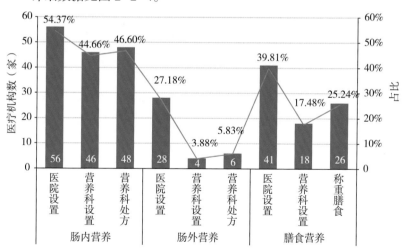

图 2-2-4　开展营养治疗工作的二级医疗机构数量及比例

3. 营养诊疗工作

开设营养门诊的有 59 家（占 57.28%），门诊配备专用诊室的有 32 家（占 31.07%），出诊医师共 72 人，累计门诊 168 次 / 周，接待患者 982 人次 / 周。

承担院内营养诊疗会诊的有 76 家（占 73.79%），参与全院大会诊的有 40 家（占 38.83%），承担院外会诊的有 4 家（占 3.88%）。

常规书写营养诊疗病历的有 55 家（占 53.40%），建立三级医师查房制度的有 10 家（占 9.71%），建立营养医嘱程序的有 58 家（占 56.31%）。

已进行营养诊疗收费的有 27 家（占 26.21%），列入医院收费系统内的有 30 家（占 29.13%）。

详细营养诊疗工作开展情况见图 2-2-5。

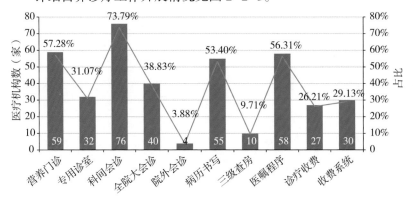

图 2-2-5　开展营养诊疗工作的二级医疗机构数量及比例

四、教学与科研

在教学培训方面，103 家二级医疗机构中，13 家承担高校教学任务，18 家接受本专业人员进修，10 家开展继续医学教育项目。

在科研工作方面，10 家于近 3 年开展临床营养科研，开展 14 个科研项目。26 家于近 3 年发表过专业学术论文，共 45 篇，其中 SCI 收录论文 6 篇，核心期刊论文 16 篇（图 2-2-6）。

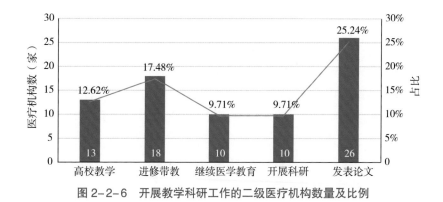

图 2-2-6　开展教学科研工作的二级医疗机构数量及比例

第三章

现场调研

一、调查结果

现场调研涵盖24个省（自治区、直辖市）54家医疗机构，全部为三级医疗机构，其中综合医院48家，专科医院6家，均为各省（自治区、直辖市）营养科建设、专业工作开展等方面领先的单位，代表各地先进水平（表2-3-1）。调研专家评估结果反馈，天津、上海、江苏、四川、广西、河北、北京的营养科建设相对领先，广东、云南、福建、河南、山西、内蒙古、重庆、新疆、辽宁的营养科建设发展较快，其综合工作水平明显高于问卷调查结果。其中，天津市第三中心医院营养科、江苏省人民医院营养科、内蒙古自治区人民医院营养科已被评审遴选为该省（自治区、直辖市）临床重点学科（专科），学科带头人分别为齐玉梅教授、马向华教授、郭瑞芳教授。

表 2-3-1　本次现场调研医疗机构名录

调研时间	省(自治区、直辖市)	医疗机构名称	医院等级性质
2016 年 1 月	天津市	天津市第三中心医院	三级甲等综合
		天津市第一中心医院	三级甲等综合
		天津市武清区人民医院	三级乙等综合
		天津市海河医院	三级甲等专科
		天津市胸科医院	三级甲等专科
2016 年 2 月	北京市	北京协和医院	三级甲等综合
		北京医院	三级甲等综合
2016 年 3 月	河北省	河北医科大学第一医院	三级甲等综合
		河北医科大学第四医院	三级甲等综合
2016 年 4 月	辽宁省	中国医科大学第一附属医院	三级甲等综合
		北部战区总医院(沈阳军区总医院)	三级甲等综合
2016 年 5 月	山东省	青岛大学附属医院	三级甲等综合
		青岛市立医院	三级甲等综合
2016 年 6 月	广西壮族自治区	广西医科大学第一附属医院	三级甲等综合
		广西中医药大学第一附属医院	三级甲等专科
		广西壮族自治区人民医院	三级甲等综合
2016 年 7 月	浙江省	浙江省人民医院	三级甲等综合
		浙江大学医学院附属邵逸夫医院	三级甲等综合
2016 年 7 月	广东省	北京大学深圳医院	三级甲等综合
		深圳市龙岗中心医院	三级甲等综合

续表

调研时间	省(自治区、直辖市)	医疗机构名称	医院等级性质
2016 年 9 月	重庆市	陆军军医大学第二附属医院(新桥医院)	三级甲等综合
		陆军特色医学中心(大坪医院)	三级甲等综合
2016 年 10 月	江苏省	江苏省人民医院	三级甲等综合
		东部战区总医院(南京军区南京总医院)	三级甲等综合
2016 年 10 月	上海市	上海交通大学医学院附属仁济医院	三级甲等综合
		上海交通大学附属第六人民医院	三级甲等综合
		同济大学附属上海华山医院	三级甲等综合
2017 年 9 月	四川省	四川大学华西医院	三级甲等综合
		成都市第五人民医院	三级甲等综合
2017 年 10 月	江西省	江西省人民医院	三级甲等综合
		南昌大学第一附属医院	三级甲等综合
2017 年 10 月	山西省	山西医科大学第一附属医院	三级甲等综合
		山西省肿瘤医院	三级甲等专科
2017 年 11 月	河南省	郑州大学第一附属医院	三级甲等综合
		郑州大学第二附属医院	三级甲等综合
2018 年 6 月	云南省	云南省第一人民医院	三级甲等综合
		昆明市延安医院	三级甲等综合
2018 年 7 月	湖南省	中南大学湘雅二医院	三级甲等综合
		长沙市中心医院	三级甲等综合

调研时间	省（自治区、直辖市）	医疗机构名称	医院等级性质
2018 年 7 月	黑龙江省	哈尔滨医科大学第四附属医院	三级甲等综合
		哈尔滨医科大学第一附属医院	三级甲等综合
2018 年 8 月	内蒙古自治区	内蒙古自治区人民医院	三级甲等综合
		内蒙古自治区第三医院	三级甲等专科
2018 年 8 月	湖北省	鄂东医疗集团黄石市中心医院	三级甲等综合
		鄂州市中心医院	三级甲等综合
2018 年 9 月	福建省	福建医科大学协和医院	三级甲等综合
		福建中医药大学人民医院	三级甲等专科
		福建省立医院	三级甲等综合
2019 年 6 月	新疆维吾尔自治区	新疆医科大学第一附属医院	三级甲等综合
		新疆生产建设兵团医院	三级甲等综合
2019 年 6 月	吉林省	吉林市人民医院	三级甲等综合
		吉林市中心医院	三级甲等综合
2019 年 10 月	贵州省	贵州医科大学附属医院	三级甲等综合
		贵州省人民医院	三级甲等综合

54 家医疗机构总计编制床位 97 667 张，平均床位 1808.6 张。营养科工作人员 971 人，营养科医护技人员 417 人，包括博士研究生 44 人，硕士研究生 121 人，分别占问卷调查三级医疗机构博士研究生及硕士研究生人数的 35.77%、18.17%，表明现场调研单位高学历专业人员比例显著高于其他单位。同时，平均营养科医师医床比为 1 ∶ 410.4，说明专业工作开展较好的单位医师数量也较高。

在医疗工作方面，54 家医疗机构，开展营养筛查的有 44 家，建立营养生化检验室的有 17 家，有肠内营养配制室的 43 家，有肠外营养配制室的 30 家，有医疗膳食配制室的 42 家，有营养门诊的 46 家。建立全院营养诊疗医嘱程序的 38 家（占 79.17%），营养科进行诊疗收费并列入医院收费系统的 39 家（占 81.25%），均高于问卷调查平均水平。

在教学培训、科研工作方面等同样为全国先进水平，近 3 年开展临床营养科研的有 37 家，共开展科研项目 94 项。近 3 年发表过专业学术论文的有 41 家（占 85.42%），发表论文 164 篇，其中 SCI 收录论文 30 篇，核心期刊论文 133 篇。

二、座谈会概述

本次现场调研座谈会，各医疗机构参加人员包括院长、业务副院长、医务处长、营养科主任、专业人员、护理部主任、院长办公室主任及其他相关人员。

目前各医疗机构院长、医务处处长、领导对营养诊疗在临床医疗工作中的作用有较多了解，对营养科工作的重视程度有所提高，对人员配备、设备配备、科室环境建设及各项营养科工作的支持有了明显提升，部分医疗机构已将营养科工作纳入医疗监管体系。通过此次座谈，各医疗机构领导更加理解了临床营养工作的开展是院长工程，对其存在的短板问题，会尽快组织、协调全院职能部门积极参与、管理、推动营养科工作开展，并将营养科常态工作纳入医疗考核体系。同时特别强调今后将营养科建设纳入医疗机构整体学科建设规划中，并做出长计划短安排，为营养科人才梯队建设和学科建设提供重点支持和关注。

同时，各医疗机构营养科主任及专业人员也表示，目前营养科办公条件已有较大改善，已配置办公场所及办公设备，医院在硬件方面给予的支持不断提高，为自身专业工作的开展提供了有力保障。他们对院领导给予的关注和大力支持十分感激，同时也意识到加强专业人员队伍建设、提高临床诊疗能力是开展临床营养诊疗工作的关键，表示将带领专业人员学习新知识、捕捉新信息，按照临床医师管理条例开展三级医师查房和营养诊疗工作，尽快实现营养诊疗工作与临床医疗工作相融合；会积极配合医院、医疗管理部门，主动将营养科各项工作对接纳入医疗质量管理体系，规范工作制度及工作流程，保障营养诊疗工作的规范性、安全性。

第四章

目前临床营养学科发展与建设中问题

一、营养学科设置亟待解决

1.营养科诊疗科目及执业范围设置

科学营养诊疗在临床各种疾病救治中具有重要作用，但我国始终未有临床营养专业共识的工作定位、工作模式、核心制度、职责任务、监管机制。全国大部分医疗机构执业许可证诊疗科目未包含营养科，营养科组织管理归属类型（临床类、医技类、后勤类）并存无法界定专科执业范围，严重影响专业工作发展。营养诊疗未明确为营养科职责任务，重症营养不良、代谢紊乱等需要专科救治的患者无相应专科主体承担。

诊疗科目设置缺如使科室建设、工作场所、专业队伍、专业诊疗设备等无参照标准，导致全国营养科设置和管理千人千面，工作水平极不平衡，长期无法规范和统一，难以满足日益增长的临床营养诊疗需求，也严重制约了临床疾病救治效果和医疗服务质量与安全水平的提升。诊疗科目缺如致使在物价收费政策中也缺乏法律依据，仍有多省（自治区、直辖市）营养专科诊疗收费标准属于空白。

2.营养科管理体制及归属

由于我国历史原因，营养科工作发展历程较为曲折。医院营养科自新中国成立前即有设置，各医院基本都设有营养科或营养部、营养室。1985 年卫生部下发《关于加强临床营养工作的意见》的通知，推动了我国临床营养科的发展和建设，使营养科工作从保障型服务转型向技术型服务发展。1999 年卫生部发布的《医院设置标准》中，营养科未被列入科室设置目录，加之当时后勤工作社会化的影响，使临床营养专业工作陷入停滞、无章可循，专业工作管理体制归属出现混乱，其影响延续至今。本次调研结果显示，营养科组织管理归属类型并存，归属临床科室的为 20.30%，归属医技科室的为 61.15%，归属后勤科室的为 14.55%。明确临床营养执业范围和营养科应承担的职责任务，建立科室建设、工作场所、专业队伍、专业诊疗设备等标准规范，对提高患者治疗效果、保障医疗安全、推动学科建设有着重要意义。

二、营养专业队伍建设亟待解决

1. 专业人员队伍构建

本次调研结果显示，营养科专业人员结构逐渐形成由医师、技师和护士共同组成的专业队伍，工作岗位按前述工作内容明确划分，不同岗位各自承担相应诊疗或技术操作工作职责，这是适于营养科建设、满足临床诊疗需求、保障医疗质量安全的专业队伍结构。营养科发展水平滞后与医护技专业人员，特别是营养医师严重缺乏密切相关，但目前我国营养科工作人员配置仍未达到 2009 年国家规定标准，营养科医师医床比、医技比、护士数均存在较大缺口。2018 年《中国卫生健康统计年鉴》中报告全国医疗机构床位数约为 612 万张，按照营养科医师与床位比 1 ∶ 150 至 1 ∶ 100 计算，医师数量应为 4 万 ~6 万人，技师同为 4 万 ~6 万人，本次调研结果显示我国营养科医师 3000 余人，医护技专业人员总体约 10 000 余人。表明我国营养科专业人员数量明显不足，尤其是医师严重缺编，需要政策支持加速补充。

2. 营养科医师执业类别

当前由于临床对营养诊疗的巨大需求和 2009 年文件的指导作用，吸引了很多临床类别医师转岗从事临床营养工作。本次调研结果显示，目前营养科医师的组成有临床医师（60.03%）、公卫医师（39.97%）。数据显示临床医师已自然成为营养科医师队伍主体，为今后理顺营养科医师住培和专培机制，保证数量和质量打下基础。

3. 专科营养医师培养机制

营养科医师是掌握营养诊疗理念和思维、制订具体营养诊疗方案的专科医师，是整个临床营养诊疗工作的核心，是决定营养诊疗科学、有效、安全的关键。其针对临床疾病状态和营养状态的代谢调理等专业特性要求使营养医师的培养迫在眉睫，是其他专科医师无法完全替代的。

目前在临床营养发展的现阶段，我国未能建立营养科医师培养和培训机制。在医学院校教育阶段，始终未单独开设临床营养专业课程。由于临床工作的迫切需求，临床医师开始关注营养诊疗相关知识，但其接受的知识内容多来自非系统的短期培训、会议交流、文献阅读等，多数临床医师营养专科理论和技术应用技能较差，且多年来缺乏规范培训和医疗监管，导致临床营养从营养筛查、营养评估、营养诊断到营养治疗整体过程存在较大安全隐患，虽有诸多规范性指南和专家共识，但相比于临床质量与安全管理要求仍有不小差距。

依据临床营养工作的性质和要求，营养科医师应在完成医学院校教育阶段学习和住院医师规范化培训的基础上，具备良好的内、外、妇、儿等各临床学科的理论知识和技能，达到与其他临床执业医师的同质化标准后，进一步接受临床营养专科医师规范化培训，系统学习和掌握临床营养学的专业理论知识和临床技能，以及临床营养工作的标准、制度、流程、操作规范、岗位职责等内容，才能成为胜任临床营养诊疗工作需要的专科医师。

三、营养科规范化建设亟待解决

1. 营养科工作制度

在岗位职责方面，随着临床营养专业工作范围不断扩大和深入，营养科不同岗位的职责分工越加清晰，因此需要按照相应要求设置岗位、配备专职人员，建立中国临床营养工作核心制度和岗位职责规范标准。本次调研结果显示，各医疗机构已配备营养医护技专业人员，但与实际岗位职责制度存在匹配差异。

在核心制度方面，三级查房、病历书写、院科两级医嘱执行程序、营养筛查流程、营养评估内容、营养诊断标准、肠内营养 / 肠外营养 / 膳食营养治疗处方及配制操作规范仍需要认知、共识、统一、规范。肠内营养配制室、肠外营养配制室、医疗膳食配制室等功能区制度建立与实际工作开展存在差距，当前营养科工作制度与实施过程中存在闭环管理缺陷。

2. 营养科诊疗能力

随着医学科学不断发展，临床营养已深入到临床各专业，成为研究疾病本身或疾病救治过程中机体营养代谢变化的应用性学科，可促进患者康复、缩短住院时间、节省医疗费用，使全球数以亿计的患者获益。目前，营养诊疗不只应用于疾病状态下的营养代谢紊乱，还应用于以营养代谢紊乱为主要问题的相关疾病。营养诊疗的工作内容是指根据患者能量和营养素需要量及比例，以营养支持、代谢支持、代谢调理、免疫营养、药理营养等营养学知识为理论基础，通过膳食评估、人体测量、人体组成成分分析、能量代谢测定、营养生化检验、营养与疾病状态评估等方法对患者进行精准的营养诊断，再应用膳食营养、肠内营养、肠外营养治疗手段实施营养治疗，并按照患者营养状况和疾病状态变化进行动态调整。

因此，营养科的职责是对各科各专业需要代谢调整和代谢重建的住院和门诊患者开展营养评估—诊断—治疗工作，与临床各学科救治工作深入融合，满足常见病、危重症对营养诊疗的巨大需求。建立专业工作功能区（包括营养门诊、人体代谢检测室、营养生化检验室、肠内营养配制室、肠外营养配制室、医疗膳食配制室等），才能保障营养诊疗和临床救治工作的安全落实。今后营养科的工作发展方向和趋势，将拓展收治以营养代谢紊乱为主要疾病状态的患者。

但本次调研结果显示，多数医疗机构营养科工作局限于肠内营养及营养门诊。营养门诊病种单一局限，平均门诊量较低，专科营养诊疗性作用发挥不明显。独立承担从肠外营养处方到配制全合一营养液治疗工作开展比例不足10%。膳食营养治疗工作开展比例不足20%，其中膳食原则、营养素标准、营养素供给量均无规范标准。同时，部分省（自治区、直辖市）医疗机构尚未将临床营养专业工作纳入医政工作统一监管。专科营养诊疗收费在半数省（自治区、直辖市）和医疗机构仍为空白。

第五章

本次调研不足

　　本次调研范围未能实现全国性和所有级别医疗机构覆盖，青海、西藏、陕西、安徽、海南、甘肃等省（自治区、直辖市）营养科建立、建设尚不完善，营养专业人员数量、结构、资质、职称严重不足，突显全国临床营养专业工作发展存在地区不平衡性。同时，由于我国目前关于临床营养学科设置、人员配备、专业工作执业范围、专业工作规章制度、工作流程、操作规范、诊疗路径等尚未进行统一监管，全国各地各单位在参照学习相关文件时存在理解差异，在贯彻执行相关文件时也存在较多问题，因此调研统计数字可能与各省实际营养专业工作开展情况存在一定差异。

第三部分

中国临床营养学科未来工作方向

《"健康中国 2030"规划纲要》《国民营养计划（2017—2030年）》表明国家领导高度重视临床营养工作，立足我国人群营养健康现状和需求，明确提出了未来我国营养工作目标和临床营养行动计划。特别是，首次对我国临床营养工作提出战略目标和技术要求："建立、完善临床营养工作制度。加强临床营养科室建设，使临床营养医师和床位比例达到 1 ：150。逐步开展住院患者营养筛查工作。建立以营养筛查—评估—诊断—治疗为基础的规范化临床营养诊疗路径。推动特殊医学用途配方食品和治疗膳食的规范化应用。推动营养相关慢性病的营养防治。制定完善高血压、糖尿病、脑卒中及癌症等慢性病的临床营养干预指南。建立从医院、到社区、到家庭的营养相关慢性病患者营养管理模式等。"

为实现上述战略目标及技术要求，需要加强临床营养学科的建设与规范，推动完成重点工作包括：

第一，明确临床营养学科定位，明确临床营养专业执业范围和营养科应承担的职责任务，推动营养科专业工作从营养保障型服务和营养技术型服务发展为营养诊疗型服务。明确临床科室属性，目前天津市卫健委已将营养科作为临床内科执业类别设置（津卫医政〔2019〕219 号）。

第二，理顺营养科医师职称晋升序列，从而规范营养科专业人员职业发展之路，增强职业认同感和荣誉感。目前临床医师已成为营养医师队伍主体，实践证明营养科医师应源于临床医师，临床基础与营养基础知识相结合才能承担营养诊疗工作，满足临床需求。天津市、广东省卫健委已将临床营养纳入卫生系列职称评审专业范围。

第三，推动建立临床营养专业队伍（含医护技专业人员），尤其是营养科医师队伍的建设应同步于临床专科医师的培养、培训，采取"5 ＋ 3 ＋ X"培养机制，纳入我国临床医师毕业后规培、专培体系。

第四，规范营养科科室设置，推动营养科功能区建设，完善科室设施配备，明确各岗职责定位，健全工作制度、技术规范、操作流程，将临床营养专业工作纳入医政工作统一监管，保障营养诊疗的医疗质量与安全管理，促进全国临床营养工作发展和工作水平同质化、标准化。

第五，加强专业基础理论、基本知识、基本技术训练，提升"营养筛查、营养评估、营养诊断、营养治疗"专业能力，同时建立营养专业人员上岗培训制度，发挥营养诊疗专业特长，惠及全生命周期人群，辐射医疗机构—基层—社区多级组织。

第六，共识学科知识体系，提炼核心技术，探索、研究营养不良诊断标准、临床营养诊疗路径，实现营养诊疗为疾病状态期的基础治疗，实现营养诊疗和临床诊疗的真正融合。同时，提高临床营养专业科技创新能力，促进产学研一体化，打造与国际接轨的临床营养学科平台。

营养科主任高级研修班项目

一、项目背景及意义

卫生部于 2009 年印发《临床营养科建设与管理指南（试行）》，2011 年印发《三级综合医院评审标准（2011 年版）》，对临床营养学科的管理、执业范围、执业条件、质量管理及专业人员的基本技术和技能要求、场所和仪器设备的基本配置等有了明确规定。中国医师协会营养医师专委会多次召开主委、常委会议讨论，学习和理解相关文件，分析目前国内营养科建设现状及存在问题。结合年度工作计划，认为有必要针对医疗机构营养科主任开展规范化营养科建设专题研讨，帮助理解和共识临床营养学科建设的相关内容，贯彻落实文件中的工作思路和方法，指导学科建设和专业工作开展。

为此，经中国医师协会批准立项，2016 年 1 月起，营养医师专委会确定开展全国营养科规范化建设科主任高级研修班巡讲工作，旨在贯彻文件精神，规范学科内容，推动学科建设，促进学科发展。

二、项目方案

1. 培训形式

全国营养科规范化建设科主任高级研修班采用现场授课方式专委会专家组编写培训教材，并实施授课，授课师资相对固定。培训内容包括 10 个主题，每个主题讲解 45 分钟，总课时 450 分钟。

2. 培训对象

培训对象为各省（自治区、直辖市）二级、三级医疗机构营养科主任。由各省（自治区、直辖市）专委会主委、常委或委员牵头，依托各省（自治区、直辖市）卫健委、医师协会或临床营养相

关学会 / 协会，确定承办单位、举办时间和地点，并向医师协会提出申请。

3. 培训教材

2015 年 5 月至 2016 年 1 月，专委会专家组多次召开专项会议讨论培训内容，严格参照 2009 年《临床营养科建设与管理指南（试行）》和《三级综合医院评审标准（2011 年版）》，确定培训大纲，编写培训讲义，制作统一标准课件。教材初步编写完成后，进行试运行，试运行过程中再次进行讨论修订，保证培训内容、讲义教材规范一致。

4. 培训内容

培训内容包括 10 个主题，重点解读临床营养专业学科建设、人才队伍配备和培养、营养专业人员职责任务、营养科工作流程、临床营养诊疗工作、教学科研相关内容（表 1）。

表 1　全国营养科规范化建设科主任高级研修班培训内容

序号	授课内容
1	全国营养科规范化建设营养科主任高级研修班项目介绍
2	目前我国临床营养工作现状与前景
3	规范化营养科的工作条件和要求
4	标准化临床营养诊疗流程
5	临床营养查房与营养治疗病历书写
6	临床营养科工作人员组成与职责
7	营养代谢检验检测的意义与工作开展
8	临床营养专业人员的职业形象与职业规范
9	临床营养学科的教学与科研
10	营养科的工作职责、任务与发展

三、内容详解

1.项目背景与意义

营养医师专业委员会作为中国医师协会的分支机构，秉承协会宗旨，发挥"服务、协调、自律、维权、监督、管理"职能，团结和组织全国临床营养专业人员，通过加强业务技能培训、学术交流、考核资质认证、质量控制等手段，努力提高临床营养救治能力、综合医疗水平和服务质量，规范科学合理专业化营养治疗，同时对营养科室的建设实施业务指导、推进行业规范化。

本主题内容中分别解读了《临床营养科规范化建设与管理指南（试行）》和《三级医院等级评审》系列文件，就项目的背景、目标、工作思路、立项和执行过程等进行介绍。

2.我国临床营养学科发展、工作现状与前景

临床营养学科承担住院及门诊患者的营养诊疗工作，是现代化医院的基本组成单位，在现代化医院的建设和发展以及整体医疗救治工作中具有重要作用。近几十年，临床营养学科在营养筛查、营养评估、营养诊断和肠外、肠内、膳食营养治疗方面取得飞速发展，新理念、新技术不断拓展，已真正形成独立临床学科体系，具备独有的研究领域、理论知识和关键技术，形成专业特色功能区围绕患者开展诊疗工作。推动临床营养学科的规范化建设是提升医疗质量与安全的关键，日益得到国家和各级政府的重视，并不断加大管理力度，纳入国家医疗质量与控制体系。

目前仍然存在专业内涵共识不一致，特别是科室建设不健全、制度不完善、人员队伍配备不佳，以及诊疗工作开展不全面、不均衡，质量与安全缺乏监管，教学、科研水平较低等现实问题，应加强专业队伍建设和医疗质量管理，推进学科规范化建设、临床工作标准化、专业人才培养机制，为贯彻健康中国战略发挥重

要作用。

3. 标准化临床营养诊疗流程

从业务流程的标准化入手，介绍美国 FDA 的营养诊疗流程、国内营养诊疗流程，使用标准化流程的原因，如何实现等内容。并分别就营养筛查的工具、量表，营养评估与诊断中膳食评估、体格检查、人体测量、实验室检验、病史采集，医疗膳食配制标准、肠外、肠内营养液配制，营养监测与评价等进行讲解。强调了流程的落实需要制度的保障和信息化的支持。

4. 规范化营养科的工作条件要求和建设

为更好地面向全院患者承担临床营养诊疗工作，应按照相关文件和指南规范建设营养科，达到诊疗工作开展、保证医疗质量与安全的要求。主要建设内容包括：科室及相关功能区应统一名称、标识；营养门诊、肠外营养配制室、肠内营养配制室、医疗膳食配制室、营养生化检验室、人体代谢检测室、营养病房等各功能区域应具备能承担和良好完成诊疗工作的场所（面积）、区域布局划分、环境装修质量与安全标准、基本设施和主要诊疗设备、建立相应工作制度、流程、操作规范，配备具备资质的营养医护技专业人员，开展专业工作质控。

5. 临床营养科工作人员组成与职责

讲解了规范化营养科专业人员应由营养医师、营养技师和营养护士组成，介绍了美国、日本等国家临床营养专业人员配备和工作开展情况。对营养科主任、医师、技师和护士的工作职责，队伍建设和培养进行详细解读。

6. 临床营养查房与营养医疗文书的书写

按照医院等级评审和核心制度要求，营养科医师应实行三级医师查房，对住院患者实施营养诊疗，制定诊疗方案，书写营养诊疗病历。三级查房应当作为营养科基本工作制度。各级医师应遵循查房规范，遵守查房纪律，执行查房程序，履行各自查房职责，完善查房工作。营养医师应按照标准要求书写营养门诊病历和住院诊疗病历，包括一般情况、主诉、现病史、既往史、体格检查、体征检查、辅助检查，做出营养诊断，制定营养治疗方案，并按照《病历书写规范》进行记录和总结。

7. 营养代谢检验检测的意义与工作开展

从做出正确的营养诊断出发，强调营养诊断与公共营养评价的不同、营养不良概念和分型的发展等问题。讲解了营养诊断需要从多个水平、运用多种方法和途径获得信息，得到正确的结论。特别是结合目前营养生化代谢检测和检验工作的开展，对人体代谢检测室和营养生化检验室的场所、人员、设施设备等硬件条件，以及建立制度、工作考核、质量控制等方面进行阐述。

8. 临床营养专业人员的职业形象与职业规范

形象是一个人和一个团体外观、概貌、气质、风度等表现出来的印象。营养科主任表现出的形象应具有领导作用和表率作用，注意形象的塑造、推出和提升。专业人员应加强着装、举止、仪态、交流，以及专业素养、专业形象的培养和提高。作为科主任应注重科室规划与布置、团队形象设计等方面的建设，使形象成为软实力。

9. 临床营养学科的教学与科研

紧密结合国家医师规范化培训体系，解读临床营养专科医师规范化培训中职业道德、专业能力、沟通协作等内容和标准，特别是专业理论、临床技能以及培训基地建设要求、教学模式方法改进等方面。在临床营养科研方面，阐述了临床和科研相互促进的关系、临床营养科研工作如何开展、如何选题、如何设计、如何分析，以及科研论文的撰写、基金的申请等内容进行培训。

10. 营养科任务、发展与前景

从社会和临床的角度分析目前营养不良在临床各种疾病中高发，且造成卫生经济学的巨大消费，而合理的营养治疗可以明显改善临床结局，降低临床费用。与多学科合作（MDT）的广泛开展、信息化和大数据的有效助力、精准医疗和专业领域前沿取得不断进展都为临床营养敞开了未来发展的光明之门。

四、项目成效

历时 3 年的全国营养科规范化建设科主任高级研修班，共举办 24 站（表 2），培训医疗机构营养科主任和负责人 1512 人。

每省（自治区、直辖市）培训结束后发放反馈表，对授课专家和内容进行现场评价，共回收填写有效反馈表 826 份。分析反馈结果表明，已举办研修班效果良好，对于指导各地开展专业工作起到了积极作用。研修班培训内容能够涉及和体现目前临床营养学科发展现状或亟待解决的主要问题，切实从临床营养学科实际出发，具有很强的实用性。

从反馈结果可看到，学员对培训师资、培训内容、教学计划、培训教材满意度均在 90% 以上，超过 68.79% 的学员认为通过培训收获很大，29.74% 认为收获较大（图 1）。

表2　全国营养科规范化建设科主任高级研修班培训完成情况

时间	地点	承办单位	组织者	培训人数
2016/01/16	天津市	天津市第三中心医院	齐玉梅	53
2016/02/26	北京市	北京协和医院	马　方	56
2016/03/18	河北省石家庄市	河北医科大学第一医院	李增宁	58
2016/04/22	辽宁省沈阳市	中国医科大学第一附属医院	施万英	28
2016/05/20	山东省青岛市	青岛大学附属医院	韩　磊	48
2016/06/17	广西壮族自治区	广西医科大学第一附属医院	张勇胜	66
2016/07/08	浙江省杭州市	浙江大学医学院第二附属医院	张片红	62
2016/07/29	广东省深圳市	北京大学深圳医院	朱翠凤	39
2016/09/02	重庆市	陆军军医大学新桥医院	王　建	48
2016/10/14	江苏省南京市	解放军东部战区总医院	郑锦锋	66
2016/10/28	上海市	上海交通大学附属第六人民医院	葛　声	85
2017/09/07	四川省成都市	四川大学华西医院	胡　雯	64
2017/10/12	江西省南昌市	南昌大学第二附属医院	冯　霁	47
2017/10/26	山西省太原市	山西省肿瘤医院	牟　波	27
2017/11/09	河南省郑州市	郑州大学第二附属医院	贾润萍	76
2018/06/21	云南省昆明市	云南省第三人民医院	王玉波	30
2018/07/06	湖南省长沙市	湖南省胸科医院	张胜康	80
2018/07/27	黑龙江省哈尔滨市	哈尔滨医科大学第四附属医院	周春凌	47
2018/08/10	内蒙古自治区呼和浩特市	内蒙古自治区人民医院	郭瑞芳	63
2018/08/31	湖北省武汉市	华中科技大学同济医学院附属同济医院	姚　颖	103
2018/09/14	福建省福州市	福建省立医院	吕心阳	187
2019/06	新疆维吾尔自治区	新疆医科大学第一附属医院	李　莉	47
2019/06	吉林省吉林市	吉林市中心医院	刘　莹	63
2019/10	贵州省贵阳市	贵州医科大学附属医院	杨大刚	69

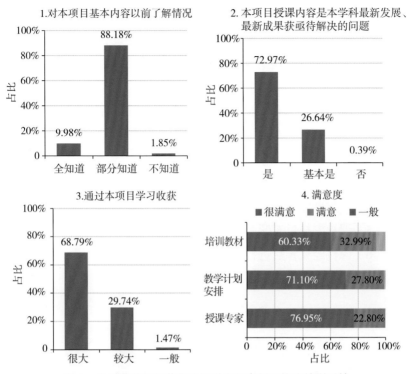

图 1　全国营养科规范化建设科主任高级研修班培训反馈

学员在意见反馈中描述：

（1）培训内容高屋建瓴、实用性强，能够指明方向、开拓思路；

（2）对临床营养学科建设起到推动作用，在硬件建设、人才培养、工作制度、流程上有了更加明确的认知和理解，少走弯路；

（3）有助于提高临床营养诊疗能力和理论水平；

（4）内容精彩、有高度且有前瞻性，从中收获很大，对营养科建设及工作有了新的思路，对科室规范化建设和要求有了新的理解，对营养诊疗流程有了新的认识；

（5）内容正规、系统、严谨、务实，有利于学科规范化建设与发展；信息量大、干货多、接地气；

（6）进一步认识临床营养工作，为工作开展树立了信心和决心；建议加快各级质控中心建立，促进营养科规范建设和发展。

同时，学员一致提出以下意见和建议：

（1）建议每年或定期更多组织开展培训，以不断强化科主任意识；课程内容需进一步贴近地方发展情况和基层医院工作进行培训；

（2）继续丰富内容，可针对营养科各功能区的专项工作细化和深入讨论；

（3）增加临床应用、诊疗病例和实际操作方面的内容；

（4）增加国外营养科建设相关内容和专业新进展；

（5）课程安排过于紧张，建议增加讨论时间；

（6）课件经完善后进行广泛分享。